Evandro Sarubbi Mendes

Inserção, Remoção e Reinserção de Mini-Implantes

Evandro Sarubbi Mendes

Inserção, Remoção e Reinserção de Mini-Implantes

O Uso de Mini-implantes na Mecânica Ortodôntica, técnicas de Inserção, Remoção e Reinserção

Novas Edições Acadêmicas

Imprint

Any brand names and product names mentioned in this book are subject to trademark, brand or patent protection and are trademarks or registered trademarks of their respective holders. The use of brand names, product names, common names, trade names, product descriptions etc. even without a particular marking in this work is in no way to be construed to mean that such names may be regarded as unrestricted in respect of trademark and brand protection legislation and could thus be used by anyone.

Cover image: www.ingimage.com

Publisher:
Novas Edições Acadêmicas
is a trademark of
International Book Market Service Ltd., member of OmniScriptum Publishing Group
17 Meldrum Street, Beau Bassin 71504, Mauritius

Printed at: see last page
ISBN: 978-620-2-03799-0

Copyright © Evandro Sarubbi Mendes
Copyright © 2019 International Book Market Service Ltd., member of OmniScriptum Publishing Group

Dedicatória

A minha esposa Geane e meu filho Thiago, que sempre me incentivaram e apoiaram em todos os momentos demonstrando compreensão nos momentos de ausência para conclusão deste curso.

A minha Mãe Maria Aparecida Sarubbi e meu irmão Ulisses.

Ao meu saudoso Pai, Amilcar de Almeida Mendes, que dedicou 50 anos de parte de sua vida em prol do engrandecimento de nossa Odontologia.

Agradecimentos

A Deus, por sempre me orientar na minha caminhada.

Ao Magnífico Reitor do Centro Universitário de Araraquara, Prof. Dr. Luiz Felipe Cabral Mauro e ao Pró-Reitor Acadêmico Flavio Módulo.

À Coordenação do Programa de Mestrado Profissional em Ciências Odontológicas do Centro Universitário de Araraquara, na pessoa do Coordenador Prof. Dr. Rogério Margonar e das Vice Coordenadoras, Eloisa Marcantonio Boeck e Thallita Pereira Queiroz, pela oportunidade de participar deste conceituado Programa de Pós-graduação, me permitindo vislumbrar perspectivas diferentes para minha vida.

À minha Orientadora Profa. Dra Nadia Lunardi, pela paciência no aprendizado, pelos ensinamentos e dedicação dispensados com brilhantismo, pela grande capacidade na arte de lidar com as dificuldades surgidas ao longo deste trabalho. Meu muito obrigado pelo seu carinho como educadora, pessoa, profissional e amiga.

À minha coordenadora de Ortodontia Profa. Dra. Eloisa Marcantonio Boeck, por se colocar a disposição para enfrentar junto a mim esta etapa tão importante da minha vida, pelo incentivo, disponibilidade e paciência, meu muito obrigado.

À Profa. Dra Karina Eiras Dela Coleta Pizzol, pelo exemplo como docente e profissional. Pela força para que eu iniciasse neste curso de mestrado, que foi de grande importância para aumentar meus conhecimentos científicos e profissionais.

Ao Professor Dr. Elcio Marcantonio ao qual tive e o tenho como referência e exemplo de profissional.

Ao Professor Dr. Roberto Dela Coleta pelos ensinamentos ministrados.

À Profa. Dra Ana Paula Faloni sempre simpática, mostrando disposição e dedicação em ajudar

Aos todos os Docentes do Programa de Mestrado em Ciências Odontológicas e todos os docentes que participaram deste programa. Meu respeito e admiração.

Ao Prof. Dr. Luís Geraldo Vaz, docente do Programa de Pós-Graduação em Odontologia da UNESP-campus Araraquara, pela oportunidade concedida na realização de parte do meu trabalho, pela assistência imprescindível e pela contribuição científica.

Ao amigo mestrando Vinicius Rossi, excelente pessoa, companheiro de jornada com quem aprendi muito e tive o prazer de cultivar uma amizade que espero preservar por um tempo indeterrminado. Muito obrigado.

Ao sobrinho CD Juliano pelo interesse em ajudar durante esta caminhada.

Ao Prof. Ms. Leandro Bielle Rossi, pela amizade, dedicação e paciência para nos ajudar. Meu muito Obrigado.

A todos colegas deste curso de Mestrado, Eduardo, Frederico, Glauco, Mariana, Daniela, Thieres, Tarcisio. Pela amizade, respeito e troca de conhecimentos, meu muito obrigado a todos vocês.

SARUBBI, E.M. **Avaliação in vitro do torque de inserção e remoção, resistência à fratura e deformação em mini-implantes ortodônticos reinstalados imediatamente**. [Dissertação]. Araraquara: Centro Universitário de Araraquara, 2014.

RESUMO

Este trabalho teve como objetivo avaliar in vitro o torque de inserção, de remoção, a resistência à fratura e a deformação da rosca de mini-implantes imediatamente reinstalados. Foram utilizados 30 mini-implantes auto perfurantes, da marca comercial SIN (SIN-Sistema de Implantes Nacional, São Paulo/SP, Brasil) sendo distribuídos em 3 grupos: G1: novos, G2: inseridos e removidos uma vez, e G3: inseridos e removidos 2vezes. Para os 3 grupos foi verificada à resistência à torção, também, utilizando o torquímetro digital, verificando o valor máximo de resistência até a fratura do mini-implante Para os grupos 2 e 3 foram mensurados o torque de inserção e remoção utilizando torquímetro digital (Lutron torquimeter TQ-8800, Taipei, Taiwan). Os mini-implantes do G3 foram avaliados em MEV (microscopia eletrônica de varredura) antes, após a primeira e a segunda inserção em osso artificial. Para a comparação dos valores de torque de fratura entre os três diferentes grupos foi empregado o teste de Kruskal-Wallis, seguido pelo teste Dunn para comparações múltiplas. Para análise dos valores de torque de inserção e remoção dos mesmos mini-mplantes, após uma e duas inserções foi utilizados o teste de Wilcoxon pareado. O Coeficiente de Correlação de Spearman foi utilizado para análise de correlação entre os escores obtidos para a quantidade de osso presente na região de espiras dos mini-implantes e os valores de torque de inserção observados. As espiras das roscas dos mini-implantes não apresentaram deformação em nenhuma das inserções, e o tipo de fratura foi semelhante para todos os grupos. Não houve diferença significante entre o torque de inserção, remoção e resistência à fratura entre os grupos estudados. Diante dos resultados foi possível concluir que a reinstalação imediata de mini-implantes ortodônticos não alterou o torque de inserção, de remoção, resistência à torção e, também, não promoveu deformação das roscas do parafuso.

Palavras-chave: procedimentos de ancoragem ortodôntica; ortodontia, reutilização de equipamento, torque.

Mendes, ES. Evaluation of insertion torque and removal, fracture resistance and deformation in orthodontic mini-implants reinstalled immediately. [Dissertation]. Araraquara: University Center of Araraquara, 2014.

ABSTRACT

This study aims to evaluate in vitro insertion torque, removal, torsional strength and thread deformation of the immediately reinstalled mini-implant. Thirty self-drilling mini-implants were used of the SIN trademark (SIN-System National Implants, São Paulo / SP, Brazil) and divided into 3 groups: G1: new, G2: inserted and removed once, and G3: inserted and removed twice. For all groups, torsional strength was verified using the digital torquimeter (Lutron torquimeter TQ-8800, Taipei, Taiwan). For G2 and G3 insertion torque and removal torque were measured using same digital torque meter. G3 Mini-implants were evaluated before and after the first and second insertion into artificial bone by SEM (scanning electron microscopy) to verity threads deformation. To compare fracture torque values between the three different groups we used the Kruskal-Wallis test followed by Dunn's test for multiple comparisons. For analysis of the insertion and removal torque values of the same mini-implantes after one and two inserts the paired Wilcoxon test was used. The Spearman correlation coefficient was used to analyze the correlation between the scores obtained for the amount of bone present in mini-implants threads and insertion torque values observed. Mini-implants threads showed no deformation in any of the insertions, and the fracture type was similar for all groups. There was no significant difference between the insertion torque, removal torque and fracture resistance torque between groups. Given the results we conclude that the immediate resettlement of orthodontic mini-implants did not alter the torque of insertion, removal, torsional strength, and did not promote deformation of mini-implantes threads.

Keywords: orthodontic anchorage procedures, orthodontics, equipment reuse, torque.

Sumário

1. Artigo... 11

2. Material e Metodologia Ilustrada 23

2.1. Material.. 24

2.2. Método.. 26

3. Resultados Detalhados 32

4. Referências... 39

1. Artigo

1. Artigo

Avaliação in vitro do torque de inserção e remoção, resistência à fratura e deformação em mini-implantes ortodônticos reinstalados imediatamente

INTRODUÇÃO

O crescente interesse por um tratamento mais rápido, estético e eficaz tem aumentado a demanda pela utilização dos mini-implantes como método de ancoragem ortodôntica. O índice de sucesso e os fatores que afetam a estabilidade dos mini-implantes ortodônticos têm sido amplamente estudados[1-9] na tentativa de ajustar o plano de tratamento e minimizar suas falhas, seja no processo de colocação ou no próprio *design* do parafuso.

Em 2009, Reynders *et al.*[10] em uma revisão sistemática da literatura verificaram que as taxas de sucesso de mini-implantes utilizados como ancoragem ortodôntica variam de 0% a 100%, com a grande maioria dos estudos relatando taxas superiores a 80%. Segundo os autores, apesar de extremamente complicado comparar os estudos devido à grande diversidade metodológica e grande variação de tipos de mini-implantes utilizados, os autores consideraram a ancoragem esquelética como um tratamento de alto índice de sucesso.

A estabilidade dos mini-implantes pode ser afetada pela idade do paciente, gênero, padrão facial, local de instalação, período de latência, protocolo de inserção de carga, dimensões e formato do parafuso, angulação de inserção, grau de contato com o osso, quantidade e qualidade óssea cortical, grau de inflamação do tecido mini-implantar, espessura e mobilidade dos tecidos moles, bem como proximidade com as raízes dentárias[1,4,5,8,11-15]. Portanto, o sucesso desta técnica parece estar relacionado à associação do conhecimento apurado da anatomia do local da inserção e um conhecimento da técnica de instalação. Tais parâmetros norteiam o cirurgião quanto a escolha do parafuso adequado, inclinação de inserção ideal, local e método adequado para instalação em cada caso específico, evitando riscos e complicações na utilização dos mesmos.[2]

A fratura do mini-implante, é uma falha preocupante que pode ocorrer durante a inserção ou remoção, visto que prejudica muitas vezes a finalização do tratamento, diante da necessidade de cirurgia de remoção para permitir a continuação da movimentação dentária. Dependendo do nível da fratura de um mini-implante e região que está localizada, fica muitas vezes contra indicada sua remoção.

A estabilidade primária dos mini-implantes ortodônticos, ou seja, pouca ou nenhuma mobilidade do parafuso devido ao eficiente embricamento ao osso, é um importante requisito para o sucesso da técnica de ancoragem absoluta. Uma boa estabilidade primária permite a aplicação de força imediata e, também, gera condições para a consolidação dessa situação, denominada estabilidade secundária[16-18] A estabilidade do mini-implante pode ser avaliada mesurando o torque de inserção e remoção, teste de tração ou análise de frequência de ressonância. Contudo, o primeiro parece ser o teste mais confiável e relevante para avaliar a estabilidade primária[16].

Valores altos do torque de inserção induzirão à formação de micro fraturas e injúrias ósseas as quais poderão originar uma necrose isquêmica na região. Esta afirmação pode ser comprovada quando comparamos pesquisas *in vivo*[18-20] com pesquisas *ex vivo* ou *in vitro*[21] , onde altos valores de torque de inserção produzem uma ótima estabilidade primária tanto em pesquisas *in vivo* quanto *in vitro*, contudo, em osso vivo, isso acabou resultando em pobre estabilidade secundária devido à reabsorção óssea.

Valores de torque máximo de inserção em *ex vivo* variaram de 2 a 22,5 N na maxila e 3 a 24,3 N na mandíbula, demonstrando a grande variabilidade de qualidade óssea nestas regiões[22]. Para animais, foram encontrados valores de 5 a 35 N[23,24]; já para osso artificial, 3,28 a 19,4 N, dependendo da densidade e da espessura cortical escolhida[25,26].

O torque de inserção sofre influência do diâmetro do mini-implante, sendo quanto maior o diâmetro maior o valor do torque de inserção[27]. A inserção manual de mini-implantes auto-perfurantes e a presença de superfície tratada[20], também são fatores que contribuem para o aumento do torque de inserção

Diante das falhas que compreendem essa técnica de ancoragem, preconiza-se, em casos de insucesso, a reinstalação de um novo mini-implante na mesma área após 4 a 6 semanas ou a instalação imediata em áreas adjacentes, se a anatomia permitir[21]. A grande dúvida que existe é se o mesmo parafuso, recém-inserido, poderia ser utilizado imediatamente próximo ao local onde não se obteve travamento.

Ainda existem poucos estudos[21,16,28] sobre a reutilização de mini-implantes ortodônticos. Em 2008, Baeck et al.,[21] foram, possivelmente, os primeiros pesquisadores a citarem a reutilização de mini-implantes ortodônticos. Neste estudo os pesquisadores tiveram como objetivo avaliar a taxa de sucesso de mini-implantes instalados no início da pesquisa e mini-implantes novos reinstalados após falha do primeiro mini-implante, e comprovaram que as taxas de sucesso dos mini-implante inicialmente instalado não diferem dos reinstalados.

Mattos et al. (2010)[28] em um estudo in vivo verificaram à resistência à fratura por torção de mini-implantes removidos de pacientes após 5 a 18 meses de utilização durante o tratamento ortodôntico e verificaram que após o uso intra-ósseo por determinado tempo, sua resistência à torção foi reduzida e sua superfície alterada, também comprovou que a esterilização por meio da autoclave não compromete sua utilização.

A reutililzação imediata, ou seja, a reinstalação imediatamente após a inserção do mesmo parafuso, somente foi estudada por Holm et al., (2012)[16]. Neste estudo, os autores demonstraram um aumento do torque de inserção dos parafusos reinseridos, e para explicar o ocorrido sugeriram ser devido à deformações geradas na rosca do mini-implante, contudo este estudo não verificou a existência ou não de tal deformação.

Diante disso, este estudo trabalho teve como objetivo avaliar *in vitro* o torque de inserção, de remoção, à resistência à fratura e a deformação da rosca de mini-implantes imediatamente reinstalados.

MATERIAL E MÉTODO

Foram utilizados 30 mini-implantes auto-perfurantes, da marca comercial SIN (SIN-Sistema de Implantes Nacional, São Paulo/SP, Brasil) com 6mm de comprimento, 1,60mm de diâmetro sendo distribuídos em 3 grupos: G1: novos, G2: inseridos e removidos uma vez, e G3: inseridos e removidos 2vezes.

Para realização do ensaio de torque de inserção e remoção foi utilizada uma placa de osso sintético de base de poliuretano (Sawbones, Pacific Research Laboratories Inc, Vashon, Wash) 120 mm x 170 mm x 41,5 mm, sendo que a altura 1,5 mm simula o osso cortical (densidade de 40 pcf) e 40 mm simulam o osso medular (densidade de 15 pcf). O bloco ósseo foi demarcado com áreas de 20mmx20mm, delimitando o campo para a inserção de cada mini-implante. No bloco foi demarcado 10 áreas. Os 20 mini-implantes foram inseridos pela primeira vez, por um mesmo operador, previamente calibrado, pelo método manual, utilizando a chave manual do kit da marca utilizada. Após a inserção de todos os mini-implantes, o rosqueamento final e a leitura do valor do torque de inserção foram realizados com torquímetro manual digital Lutron TQ-8800 (Lutron Electronic Enterprise Co., Ltd, Taipei, Taiwan) até o perfil transmucoso atingir a cortical óssea. O valor do torque máximo de inserção foi registrado em N/cm. Após verificados os torques de inserção dos mini-implantes inseridos, estes foram removidos pelo torquímetro digital para verificar o valor máximo do torque de remoção. A avaliação do torque de inserção e remoção foi realizado somente nos

G2 e G3, sendo que no G2 foram inseridos e removidos uma única vez e no G3 inseridos e removidos duas vezes.

Todos os grupos G1, G2 e G3, foram submetidos ao teste para a verificação da resistência à torção. O ensaio mecânico de resistência torsional foi realizado com torquímetro digital (Lutron torquimeter TQ-8800, Taipei, Taiwan) por um mesmo operador, sendo o aparelho apoiado em um aparato metálico que somente permitia a rotação do mesmo em torno de seu longo eixo impedindo movimentos laterais. A cabeça dos mini-implantes foram posicionadas na chave para contra-angulo a qual estava presa ao torquímetro digital, e a outra extremidade fixada. Foi realizado um movimento de torção, sendo este realizado sempre no sentido horário, até a fratura do mini-implante.

Os mini-implantes do G3 foram analisados em microscopia eletrônica de varredura – MEV (LEO 435 VP, Cambridge-England), com aumento de 30x antes, após a primeira e a segunda inserção em osso artificial para verificar a possibilidade da presença de deformação ou alteração das roscas dos mini-implantes já utilizados. Analise em MEV em aumentos de 50x, 500x e 1000x também foi realizada de um espécime de cada grupo após fratura, para verificar o tipo de fratura de cada grupo.

Os dados quantitativos obtidos foram submetidos ao teste de aderência à curva normal e homogeneidade de variâncias. Como não foi constatada a normalidade da distribuição amostral, foram aplicados testes não paramétricos. Para a comparação dos valores de torque de fratura entre os três diferentes grupos (Grupos 1, 2 e 3) foi empregado o teste de Kruskal-Wallis, seguido pelo teste Dunn para comparações múltiplas. Para análise dos valores de torque de inserção dos mesmos mini-mplantes, após uma e duas inserções foi utilizados o teste de Wilcoxon pareado. Este mesmo teste foi empregado para a comparação dos valores de torque remoção encontrados, após uma e duas remoções do mesmo mini-implante. Para estas análises foi utilizado o software Graph Pad Prisma 5.0 (GraphPad Software, Inc., La Jolla, CA, USA). O nível de significância estabelecido para todas as análises foi de 5%.

Para a análise da quantidade de osso presente nas regiões de espiras dos implantes foram atribuídos os seguintes escores: 0: ausência de osso, 1: pequena quantidade de osso, 2: quantidade média de osso, 3: grande quantidade de osso nas regiões de espiras dos mini-implantes (baseado em Artun e Bergland [29]), conforme ilustra a Figura 1, abaixo:

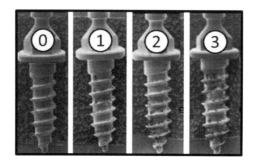

Figura 1: Representação dos escores atribuídos de acordo com a quantidade de osso presente nas regiões das espiras dos mini-implantes. 0: ausência de osso, 1: pequena quantidade de osso, 2: quantidade média de osso, 3: grande quantidade de osso nas regiões de espiras dos mini-implantes.

O Coeficiente de Correlação de Spearman foi utilizado para análise de correlação entre os escores obtidos para a quantidade de osso presente na região de espiras dos mini-implantes e os valores de torque de inserção observados. Para esta análise foi utilizado o software Statistica 6.0 (SoftStat, Inc., Tulsa, OK, USA).

RESULTADOS

Não foram encontradas diferenças estatisticamente significantes quando comparados os valores de torque de fratura obtidos para os três grupos avaliados (Tabela 1).

Além disso, quando os valores de torque de inserção ou os valores de torque de remoção (Tabela 1) dos mesmos mini-implantes foram comparados em dois momentos distintos, também, não foram encontradas diferenças significativas entre a primeira e a segunda inserção ou entre a primeira e a segunda remoção.

Tabela 1. Média ± Desvio Padrão dos valores de torque de fratura (N.cm), torque de inserção e torque de remoção obtidos para os Grupos 1, 2 e 3.

ENSAIO MECÂNICO	GRUPOS		
	G1	G2	G3
Torque de fratura (N.cm)	35,5 ± 2,1 a	31,5 ± 4,0 a	33,6 ± 6,7 a
Torque de inserção (N.cm)	—	10,9 ± 1,4 b	14,1 ± 7,0 b
Torque de remoção (N.cm)	—	4,4 ± 1,9 c	4,7 ± 1,3 c

Letras minúsculas distintas em linha diferem significativamente (p<0,05).

Uma correlação fraca ou praticamente inexistente ($r=0,01$) foi encontrada entre os valores de torque de inserção dos mini-implantes e os escores atribuídos para a ausência ou presença de diferentes quantidades de osso artificial nas regiões das espiras dos mini-implantes.

As imagens em MEV comprovaram não ocorrer deformação ou qualquer alteração na rosca dos mini-implantes após instalação em osso artificial (figura 2).

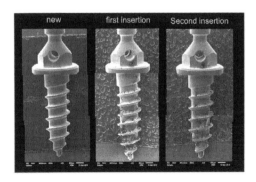

Figura 2: Aspectos fotomicrográficos (MEV) de um mesmo mini-implante ortodôntico novo, após a primeira inserção, e após a segunda inserção em osso artificial.

Ao avaliar o tipo de fratura percebemos que não foi alterada após uma ou duas inserções em osso artificial. Todos os grupos demonstraram tanto a presença de *dimples* como clivagens caracterizando fraturas mistas (figura 3).

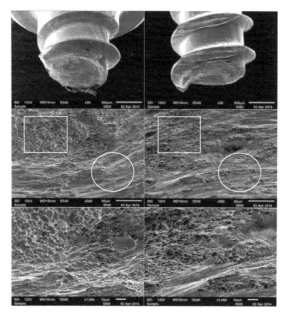

Figura 3: Aspectos fotomicrográficos (MEV) da fratura de ambos os lados de um espécime do G1 em aumento de 50, 500 e 1000x, onde o círculo demonstra a presença de clivagens e o quadrado de *dimples*.

DISCUSSÃO

Diante de uma falha na instalação do mini-implante pela falta de estabilidade primária percebida imediatamente após sua inserção, é preconizada a reinstalação imediata em local adjacente do mesmo mini-implante. Visando a verificação da alteração na resistência e na estabilidade primária de mini-implantes após a reutilização imediata, este estudo se preocupou em padronizar a qualidade e densidade óssea utilizando um osso artificial, e em padronizar o tipo de parafuso, utilizando portanto a mesma liga, o mesmo diâmetro e o mesmo desenho.

Diante dos resultados foi possível verificar que a resistência à fratura não foi alterada após 2 utilizações, sugerindo com isto a possibilidade de reutilização até 2 vezes sem risco de fratura. Este resultado difere do encontrado no estudo realizado por Mattos *et al.* (2010)[28] que determinaram que a resistência à fratura foi reduzida pela reutilização, possivelmente divergência de resultados se deve ao fato dos autores citados terem avaliado mini-implantes reutilizados removidos de pacientes após 5 a 18 meses de utilização durante o tratamento ortodôntico.

Os valores de torque de fratura encontrados neste estudo (médias entre $31,5 \pm 4,0$ e $35,5 \pm 2,1$ N.cm) são compatíveis com os encontrados na literatura (entre 5,89 N.cm[27] a 52,92[31]), contudo inferiores aos encontrados por Mattos *et al.* (2010)[28] (36.82 ± 7.41) que utilizaram a mesma marca comercial deste estudo.

A estabilidade primária realizada através do torque de inserção e remoção dos mini-implantes[17,25,26] após reinstalação imediata não sofreu alteração significativa neste estudo, demonstrando que o aumento ou redução da estabilidade primária após reinstalação se deve ao fato da qualidade óssea e não do parafuso. A partir da verificação por Microscopia eletrônica de varredura antes e após cada inserção, foi possível confirmar que a reutilização do mini-implante em até 2 vezes é incapaz de produzir danos ou alterações às roscas. Tal resultado contradiz o trabalho realizado por Holm *et al.*,[16] , em 2012, que verificou que a reinserção promove um aumento do torque de inserção, sugerindo que este aumento seria devido à deformação das espiras da rosca. No mesmo estudo, estes autores confirmaram que a densidade da cortical óssea tem influência sobre o torque de inserção e consequentemente a estabilidade primária.

Quanto ao valores de torque de inserção encontrados ($10,9 \pm 1,4$ e $14,1 \pm 7,0$) foram similares aos encontrados na literatura para osso artificial (entre 3,28 a 19,4 N, dependendo da densidade e da espessura cortical escolhida)[17,18]. Ao analisar a correlação entre a quantidade óssea presente no parafuso após a primeira inserção e remoção e o torque de inserção da segunda instalação, verificamos uma correlação praticamente inexistente, reafirmando que a qualidade da cortical óssea é a única responsável pela estabilidade primária em uma reinstalação de mini-implantes ortodônticos.

Fica evidente, portanto, que a reinstalação imediata de mini-implantes ortodônticos é uma prática pertinente, sem riscos de fratura, contudo totalmente dependente da qualidade óssea cortical para seu sucesso. Cabe portanto ao cirurgião responsável avaliar cuidadosamente a região óssea a ser reinstalado o mini-implante para que produza uma estabilidade suficiente para utilização de forças ortodônticas, não excessivas, na tentativa de evitar à formação de microfraturas e injúrias ósseas as quais poderão originar uma necrose isquêmica na região[18-20], resultando em pobre estabilidade secundária devido à reabsorção óssea.

Diante dos resultados obtidos foi possível concluir que a reinstalação imediata de mini-implantes ortodônticos não alterou o torque de inserção, de remoção, resistência à torção e, também, não promoveu deformação das roscas do parafuso.

REFEREÊNCIAS

1. Cheng SJ, Tseng IY, Lee JJ, Kok SH. A prospective study of the risk factors associated with failure of mini-implants used for orthodontic anchorage. Int J Oral Maxillofac Implants 2004;19:100-106.
2. Kravitz ND, Kusnoto B. Risks and complications of orthodontic miniscrews. Am J Orthod Dentofacial Orthop 2007;131:S43-51.
3. Mattos CT, Ruellas AC, Sant'anna EF. Effect of autoclaving on the fracture torque of mini-implants used for orthodontic anchorage. J Orthod 2011;38:15-20.

4. Miyawaki S, Koyama I, Inoue M, Mishima K, Sugahara T, Takano-Yamamoto T. Factors associated with the stability of titanium screws placed in the posterior region for orthodontic anchorage. Am J Orthod Dentofacial Orthop 2003;124:373-378.

5. Park HS, Jeong SH, Kwon OW. Factors affecting the clinical success of screw implants used as orthodontic anchorage. Am J Orthod Dentofacial Orthop 2006;130:18-25.

6. Wiechmann D, Meyer U, Buchter A. Success rate of mini- and micro-implants used for orthodontic anchorage: a prospective clinical study. Clin Oral Implants Res 2007;18:263-267.

7. Chen Y, Kyung HM, Zhao WT, Yu WJ. Critical factors for the success of orthodontic mini-implants: a systematic review. Am J Orthod Dentofacial Orthop 2009;135:284-291.

8. Kuroda S, Sugawara Y, Deguchi T, Kyung HM, Takano-Yamamoto T. Clinical use of miniscrew implants as orthodontic anchorage: success rates and postoperative discomfort. Am J Orthod Dentofacial Orthop 2007;131:9-15.

9. Schatzle M, Mannchen R, Zwahlen M, Lang NP. Survival and failure rates of orthodontic temporary anchorage devices: a systematic review. Clin Oral Implants Res 2009;20:1351-1359.

10. Reynders R, Ronchi L, Bipat S. Mini-implants in orthodontics: a systematic review of the literature. Am J Orthod Dentofacial Orthop 2009;135:564 e561-519; discussion 564-565.

11. Deguchi T, Takano-Yamamoto T, Kanomi R, Hartsfield JK, Jr., Roberts WE, Garetto LP. The use of small titanium screws for orthodontic anchorage. J Dent Res 2003;82:377-381.

12. Kim JW, Ahn SJ, Chang YI. Histomorphometric and mechanical analyses of the drill-free screw as orthodontic anchorage. Am J Orthod Dentofacial Orthop 2005;128:190-194.

13. Motoyoshi M, Matsuoka M, Shimizu N. Application of orthodontic mini-implants in adolescents. Int J Oral Maxillofac Surg 2007;36:695-699.

14. Cho HJ. Clinical applications of mini-implants as orthodontic anchorage and the peri-implant tissue reaction upon loading. J Calif Dent Assoc 2006;34:813-820.

15. Kuroda S, Yamada K, Deguchi T, Hashimoto T, Kyung HM, Takano-Yamamoto T. Root proximity is a major factor for screw failure in orthodontic anchorage. Am J Orthod Dentofacial Orthop 2007;131:S68-73.

16. Holm L, Cunningham SJ, Petrie A, Cousley RR. An in vitro study of factors affecting the primary stability of orthodontic mini-implants. Angle Orthod 2012;82:1022-1028.

17. Cehreli S, Arman-Ozcirpici A. Primary stability and histomorphometric bone-implant contact of self-drilling and self-tapping orthodontic microimplants. Am J Orthod Dentofacial Orthop 2012;141:187-195.

18. Shah AH, Behrents RG, Kim KB, Kyung HM, Buschang PH. Effects of screw and host factors on insertion torque and pullout strength. Angle Orthod 2012;82:603-610.

19. Suzuki EY, Suzuki B. Placement and removal torque values of orthodontic miniscrew implants. Am J Orthod Dentofacial Orthop 2011;139:669-678.

20. Kim YK, Kim YJ, Yun PY, Kim JW. Effects of the taper shape, dual-thread, and length on the mechanical properties of mini-implants. Angle Orthod 2009;79:908-914.

21. Baek SH, Kim BM, Kyung SH, Lim JK, Kim YH. Success rate and risk factors associated with mini-implants reinstalled in the maxilla. Angle Orthod 2008;78:895-901.

22. McManus MM, Qian F, Grosland NM, Marshall SD, Southard TE. Effect of miniscrew placement torque on resistance to miniscrew movement under load. Am J Orthod Dentofacial Orthop 2011;140:e93-98.

23. Dilek O, Tezulas E, Dincel M. Required minimum primary stability and torque values for immediate loading of mini dental implants: an experimental study in nonviable bovine femoral bone. Oral Surg Oral Med Oral Pathol Oral Radiol Endod 2008;105:e20-27.

24. Shin YS, Ahn HW, Park YG, Kim SH, Chung KR, Cho IS et al. Effects of predrilling on the osseointegration potential of mini-implants. Angle Orthod 2012;82:1008-1013.

25. Roe SC, Pijanowski GJ, Johnson AL. Biomechanical properties of canine cortical bone allografts: effects of preparation and storage. Am J Vet Res 1988;49:873-877.

26. Simonian PT, Conrad EU, Chapman JR, Harrington RM, Chansky HA. Effect of sterilization and storage treatments on screw pullout strength in human allograft bone. Clin Orthop Relat Res 1994:290-296.

27. Barros SE, Janson G, Chiqueto K, Garib DG, Janson M. Effect of mini-implant diameter on fracture risk and self-drilling efficacy. Am J Orthod Dentofacial Orthop 2011;140:e181-192.

28. Mattos CT, Ruellas AC, Elias CN. Is it Possible to Re-use Mini-implants for Orthodontic Anchorage? Results of an In Vitro Study. Materials Research 2010;13:521-525.

29. Artun J, Bergland S. Clinical trials with crystal growth conditioning as an alternative to acid-etch enamel pretreatment. Am J Orthod. 1984 Apr;85(4):333-40.

30. Ribeiro ALR, Caram Junior, Cardoso, FF, Fernandes Filho RB, Vaz LG. Mechanical, physical, and chemical characterization of Ti–35Nb–5Zr and Ti–35Nb–10Zr casting alloys. J Mater Sci: Mater Med (2009) 20:1629–1636.

31. Wilmes B, Panayotidis A, Drescher D. Fracture resistance of orthodontic mini-implants: a biomechanical in vitro study. Eur J Orthod 2011;33:396-401.

2. Material e Metodologia ilustrada

2. Material e Método

2.1. Material

Foram utilizados 30 mini-implantes autoperfurantes, da marca comercial SIN (SIN-Sistema de Implantes Nacional, São Paulo/SP, Brasil) (tabela 2, figura 4).

Tabela 2. Características dos mini-implantes de acordo com as especificações dos fabricantes.

Grupo	Fabricante	Origem	DN*(mm)	CN*(mm)	Perfil(mm)	Forma	Passo de Rosca
SIN	SIN - Sistema de Implantes Nacional	São Paulo/SP, Brasil	1,60	6,00	0,00	Cilíndrico	Única

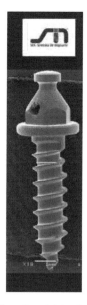

Figura 4 - Aspectos fotomicrográficos do mini-implante utilizado com aumento de 18x.

Com a finalidade de padronizar a superfície óssea avaliada, optou-se pelo osso sintético à base de poliuretano (Sawbones, Pacific Research Laboratories Inc, Vashon, Wash). A Sociedade Americana para Testes e Materiais (American Society for Testing and Material – ASTM) desenvolveu normas e padrões ASTM F-1830-08 (1997), que determinam a uniformidade e as propriedades consistentes da espuma rígida de poliuretano, tornando esse material ideal para testes comparativos de parafusos ósseos, instrumentos ósseos e outros dispositivos. Foi utilizada uma placa de osso sintético de 120 mm x 170 mm x 41,5 mm, sendo que a altura 1,5 mm simula o osso cortical (densidade de 40 pcf) e 40 mm simulam o osso medular (densidade de 15 pcf) (Figura 5).

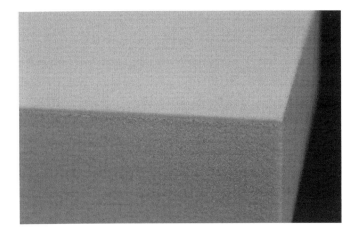

Figura 5 - Detalhe da placa de osso sintético demonstrando as diferenças de densidade entre a região que simula o osso cortical (1,5 mm com densidade de 40 pcf) e a região que simula o osso medular (40 mm com densidade de 15 pcf).

2.2 Método

2.2. 1. Desenho experimental

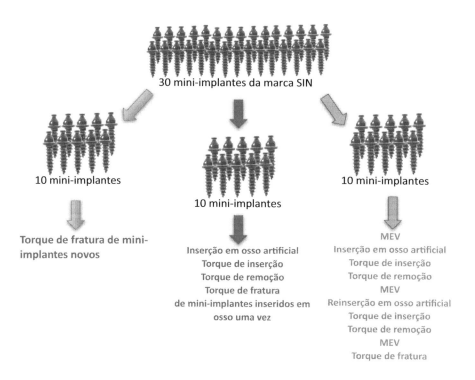

Figura 6: desenho experimental descriminando os 3 grupos

Os 30 mini-implantes utilizados foram distribuídos em 3 grupos: G1: novos, G2: inseridos e removidos uma vez, e G3: inseridos e removidos 2vezes.

2.2. 2. Torque de inserção e remoção

Para realização do ensaio de torque de inserção e remoção foi utilizada uma placa de osso sintético de base de poliuretano (Sawbones, Pacific Research Laboratories Inc, Vashon, Wash) 120 mm x 170 mm x 41,5 mm, sendo que a altura 1,5 mm simula o osso cortical (densidade de 40 pcf) e 40 mm simulam o osso medular (densidade de 15 pcf). O bloco ósseo foi demarcado com áreas de 20mmx20mm, delimitando o campo para a inserção de cada mini-implante(figura 7). No bloco foi demarcado 10 áreas. Os 20 mini-implantes foram inseridos pela primeira vez, por um mesmo operador, previamente calibrado, pelo método manual, utilizando a chave manual do kit da marca utilizada. Após a inserção de todos os mini-implantes, o rosqueamento final e a leitura do valor do torque de inserção foram realizados com torquímetro manual digital Lutron TQ-8800 (Lutron Electronic Enterprise Co., Ltd, Taipei, Taiwan) até o perfil transmucoso atingir a cortical óssea (figura 8). O valor do torque máximo de inserção foi registrado em N/cm. Após verificados os torques de inserção dos mini-implantes inseridos, estes foram removidos pelo torquímetro digital para verificar o valor máximo do torque de remoção. A avaliação do torque de inserção e remoção foi realizado somente nos G2 e G3, sendo que no G2 foram inseridos e removidos uma única vez e no G3 inseridos e removidos duas vezes.

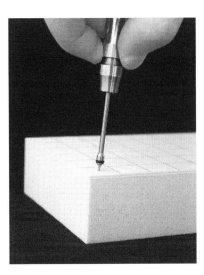

Figura 7 – Instalação pelo método manual, utilizando a chave manual do kit SIN

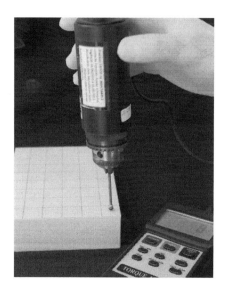

Figura 8 - Rosqueamento final e leitura do valor do torque de inserção realizados com torquímetro manual digital Lutron TQ-8800 (Lutron Electronic Enterprise Co. Ltd, Taipei, Taiwan) até que o perfil transmucoso atingisse a cortical óssea.

2.2. 3. Torque de fratura

Todos os grupos G1, G2 e G3, foram submetidos ao teste para a verificação da resistência à torção. O ensaio mecânico de resistência torsional foi realizado com torquímetro digital (Lutron torquimeter TQ-8800, Taipei, Taiwan) por um mesmo operador, sendo o aparelho apoiado em um aparato metálico que somente permitia a rotação do mesmo em torno de seu longo eixo impedindo movimentos laterais. A cabeça dos mini-implantes foram posicionadas na chave para contra-angulo a qual estava presa ao torquímetro digital, e a outra extremidade fixada. Foi realizado um movimento de torção, sendo este realizado sempre no sentido horário, até a fratura do mini-implante.

2.2.4. Microscopia Eletrônica de Varredura

Os mini-implantes do G3 foram analisados em microscopia eletrônica de varredura – MEV (LEO 435 VP, Cambridge-England), com aumento de 30x antes, após a primeira e a segunda inserção em osso artificial para verificar a possibilidade da presença de deformação ou alteração das roscas dos mini-implantes já utilizados. Analise em MEV em aumentos de 50x, 500x e 1000x também foi realizada de um espécime de cada grupo após fratura, para verificar o tipo de fratura de cada grupo.

2.2.4. Análise dos dados

Os dados quantitativos obtidos foram submetidos ao teste de aderência à curva normal e homogeneidade de variâncias. Como não foi constatada a normalidade da distribuição amostral, foram aplicados testes não paramétricos. Para a comparação dos valores de torque de fratura entre os três diferentes grupos (Grupos 1, 2 e 3) foi empregado o teste de Kruskal-Wallis, seguido pelo teste Dunn para comparações múltiplas. Para análise dos valores de torque de inserção dos mesmos mini-mplantes, após uma e duas inserções foi utilizado o teste de Wilcoxon pareado. Este mesmo teste foi empregado para a comparação dos valores de torque remoção encontrados, após uma e duas remoções do mesmo mini-implante. Para estas análises foi utilizado o software Graph Pad Prisma 5.0 (GraphPad Software, Inc., La Jolla, CA, USA). O nível de significância estabelecido para todas as análises foi de 5%.

Para a análise da quantidade de osso presente nas regiões de espiras dos implantes foram atribuídos os seguintes escores: 0: ausência de osso, 1: pequena quantidade de osso, 2: quantidade média de osso, 3: grande quantidade de osso nas regiões de espiras dos mini-implantes (baseado em Artun e Bergland [29]), conforme ilustra a Figura 9, abaixo:

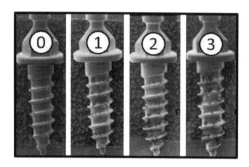

Figura 9: Representação dos escores atribuídos de acordo com a quantidade de osso presente nas regiões das espiras dos mini-implantes. 0: ausência de osso, 1: pequena quantidade de osso, 2: quantidade média de osso, 3: grande quantidade de osso nas regiões de espiras dos mini-implantes.

O Coeficiente de Correlação de Spearman foi utilizado para análise de correlação entre os escores obtidos para a quantidade de osso presente na região de espiras dos mini-implantes e os valores de torque de inserção observados. Para esta análise foi utilizado o software Statistica 6.0 (SoftStat, Inc., Tulsa, OK, USA).

3. Resultados Detalhados

3. Resultados

Não foram encontradas diferenças estatisticamente significantes quando comparados os valores de torque de fratura obtidos para os três grupos avaliados (Tabela 3 e Figura 10).

Tabela 3. Média ± Desvio Padrão dos valores de torque de fratura (N.cm) obtidos para os Grupos 1, 2 e 3.

Espécime	Grupos		
	G1	G2	G3
1	33	30	34
2	37	36	32
3	32	30	34
4	34	33	38
5	36	33	33
6	37	35	37
7	39	23	36
8	37	28	32
9	35	36	43
10	35	31	17
Média ± DP	35,5 ± 2,1	31,5 ± 4,0	33,6 ± 6,7

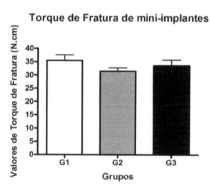

Figura 10: Média ± Desvio Padrão dos valores de torque de fratura observados nos grupos 1, 2 e 3.

Além disso, quando os valores de torque de inserção (Tabela 4 e Figura 11) ou os valores de torque de remoção (Tabela 5 e Figura 12) dos mesmos mini-implantes foram comparados em dois momentos distintos, também, não foram encontradas diferenças significativas entre a primeira e a segunda inserção ou entre a primeira e a segunda remoção.

Tabela 4. Média ± Desvio Padrão dos valores de torque de inserção (N.cm) obtidos para os mesmos mini-implantes do Grupo 3, após 1 e 2 inserções em osso artificial

Espécime	Torque de inserção	
	1ª Inserção	2ª Inserção
1	10	8
2	11	10
3	9	15
4	11	16
5	12	11
6	13	32
7	9	21
8	11	10
9	13	11
10	10	11
11	11	10
Média ± DP	10,9 ± 1,4	14,1 ± 7,0

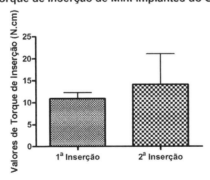

Figura 11: Média ± Desvio Padrão dos valores de torque inserção observados para mini-implantes do grupo 3 após 1 ou 2 inserções do mesmo espécime.

Tabela 5. Média ± Desvio Padrão dos valores de torque de remoção (N.cm) obtidos para os mesmos mini-implantes do Grupo 3, após 1 e 2 remoções do osso artificial

Espécime	Torque de Remoção	
	1ª Remoção	2ª Remoção
1	3	5
2	6	5
3	3	4
4	3	5
5	3	8
6	5	3
7	3	4
8	5	4
9	9	5
10	4	5
11	4	4
Média ± DP	4,4 ± 1,9	4,7 ± 1,3

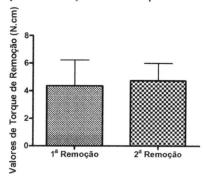

Figura 12: Média ± Desvio Padrão dos valores de torque remoção observados para mini-implantes do grupo 3 após 1 ou 2 inserções do mesmo espécime.

Uma correlação fraca ou praticamente inexistente (*r=0,01*) foi encontrada entre os valores de torque de inserção dos mini-implantes e os escores atribuídos para a ausência ou presença de diferentes quantidades de osso artificial nas regiões das espiras dos mini-implantes (figura 10).

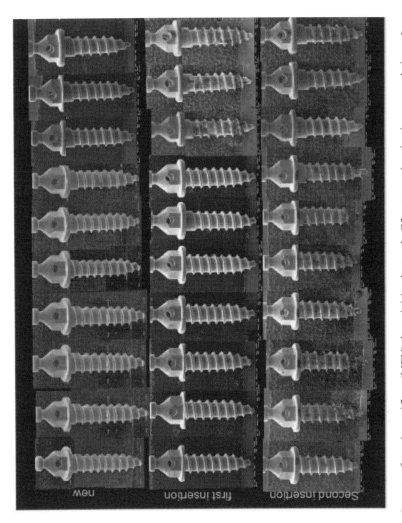

Figura 13: Aspectos fotomicrográficos (MEV) dos mini-implantes do G3 antes, após primeira e segunda inserção em osso artificial.

Ao avaliar o tipo de fratura percebemos que não foi alterada após uma ou duas inserções em osso artificial, e todas se demonstraram fraturas mistas (figuras 14, 15 e 16).

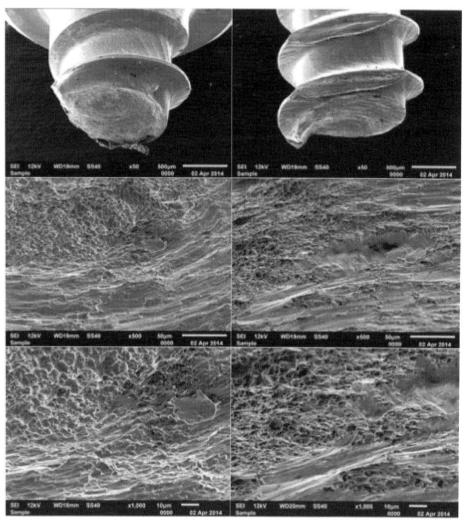

Figura 14: Aspectos fotomicrográficos (MEV) em diferentes aumentos (50x, 500x e 1000x) da região da fratura do mini-implante ortodôntico de ambos os lados do G1.

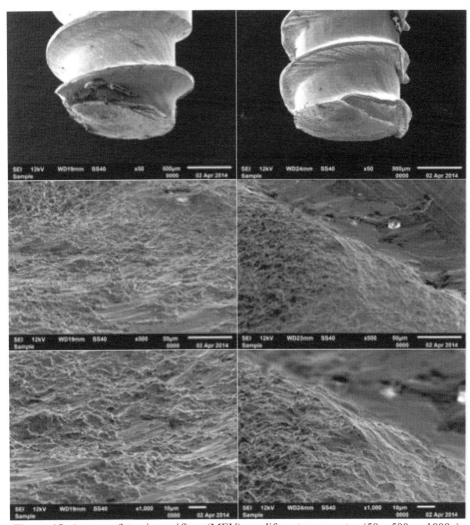

Figura 15: Aspectos fotomicrográficos (MEV) em diferentes aumentos (50x, 500x e 1000x) da região da fratura do mini-implante ortodôntico de ambos os lados do G2.

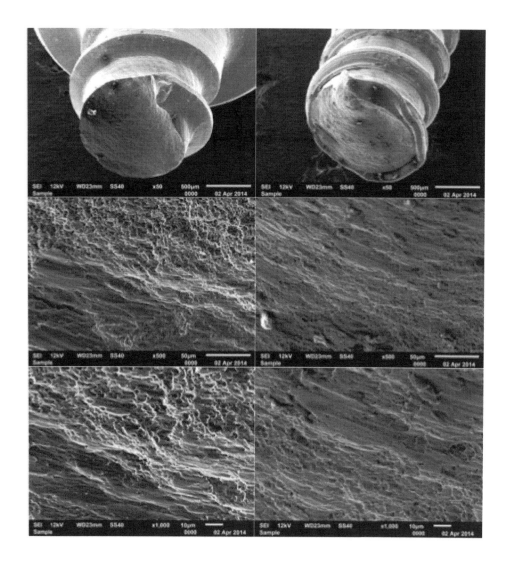

Figura 16: Aspectos fotomicrográficos (MEV) em diferentes aumentos (50x, 500x e 1000x) da região da fratura do mini-implante ortodôntico de ambos os lados do G3.

4. Referências

4. REFEREÊNCIAS

1. Cheng SJ, Tseng IY, Lee JJ, Kok SH. A prospective study of the risk factors associated with failure of mini-implants used for orthodontic anchorage. Int J Oral Maxillofac Implants 2004;19:100-106.
2. Kravitz ND, Kusnoto B. Risks and complications of orthodontic miniscrews. Am J Orthod Dentofacial Orthop 2007;131:S43-51.
3. Mattos CT, Ruellas AC, Sant'anna EF. Effect of autoclaving on the fracture torque of mini-implants used for orthodontic anchorage. J Orthod 2011;38:15-20.
4. Miyawaki S, Koyama I, Inoue M, Mishima K, Sugahara T, Takano-Yamamoto T. Factors associated with the stability of titanium screws placed in the posterior region for orthodontic anchorage. Am J Orthod Dentofacial Orthop 2003;124:373-378.
5. Park HS, Jeong SH, Kwon OW. Factors affecting the clinical success of screw implants used as orthodontic anchorage. Am J Orthod Dentofacial Orthop 2006;130:18-25.
6. Wiechmann D, Meyer U, Buchter A. Success rate of mini- and micro-implants used for orthodontic anchorage: a prospective clinical study. Clin Oral Implants Res 2007;18:263-267.
7. Chen Y, Kyung HM, Zhao WT, Yu WJ. Critical factors for the success of orthodontic mini-implants: a systematic review. Am J Orthod Dentofacial Orthop 2009;135:284-291.
8. Kuroda S, Sugawara Y, Deguchi T, Kyung HM, Takano-Yamamoto T. Clinical use of miniscrew implants as orthodontic anchorage: success rates and postoperative discomfort. Am J Orthod Dentofacial Orthop 2007;131:9-15.
9. Schatzle M, Mannchen R, Zwahlen M, Lang NP. Survival and failure rates of orthodontic temporary anchorage devices: a systematic review. Clin Oral Implants Res 2009;20:1351-1359.
10. Reynders R, Ronchi L, Bipat S. Mini-implants in orthodontics: a systematic review of the literature. Am J Orthod Dentofacial Orthop 2009;135:564 e561-519; discussion 564-565.
11. Deguchi T, Takano-Yamamoto T, Kanomi R, Hartsfield JK, Jr., Roberts WE, Garetto LP. The use of small titanium screws for orthodontic anchorage. J Dent Res 2003;82:377-381.
12. Kim JW, Ahn SJ, Chang YI. Histomorphometric and mechanical analyses of the drill-free screw as orthodontic anchorage. Am J Orthod Dentofacial Orthop 2005;128:190-194.
13. Motoyoshi M, Matsuoka M, Shimizu N. Application of orthodontic mini-implants in adolescents. Int J Oral Maxillofac Surg 2007;36:695-699.
14. Cho HJ. Clinical applications of mini-implants as orthodontic anchorage and the peri-implant tissue reaction upon loading. J Calif Dent Assoc 2006;34:813-820.

15. Kuroda S, Yamada K, Deguchi T, Hashimoto T, Kyung HM, Takano-Yamamoto T. Root proximity is a major factor for screw failure in orthodontic anchorage. Am J Orthod Dentofacial Orthop 2007;131:S68-73.

16. Holm L, Cunningham SJ, Petrie A, Cousley RR. An in vitro study of factors affecting the primary stability of orthodontic mini-implants. Angle Orthod 2012;82:1022-1028.

17. Cehreli S, Arman-Ozcirpici A. Primary stability and histomorphometric bone-implant contact of self-drilling and self-tapping orthodontic microimplants. Am J Orthod Dentofacial Orthop 2012;141:187-195.

18. Shah AH, Behrents RG, Kim KB, Kyung HM, Buschang PH. Effects of screw and host factors on insertion torque and pullout strength. Angle Orthod 2012;82:603-610.

19. Suzuki EY, Suzuki B. Placement and removal torque values of orthodontic miniscrew implants. Am J Orthod Dentofacial Orthop 2011;139:669-678.

20. Kim YK, Kim YJ, Yun PY, Kim JW. Effects of the taper shape, dual-thread, and length on the mechanical properties of mini-implants. Angle Orthod 2009;79:908-914.

21. Baek SH, Kim BM, Kyung SH, Lim JK, Kim YH. Success rate and risk factors associated with mini-implants reinstalled in the maxilla. Angle Orthod 2008;78:895-901.

22. McManus MM, Qian F, Grosland NM, Marshall SD, Southard TE. Effect of miniscrew placement torque on resistance to miniscrew movement under load. Am J Orthod Dentofacial Orthop 2011;140:e93-98.

23. Dilek O, Tezulas E, Dincel M. Required minimum primary stability and torque values for immediate loading of mini dental implants: an experimental study in nonviable bovine femoral bone. Oral Surg Oral Med Oral Pathol Oral Radiol Endod 2008;105:e20-27.

24. Shin YS, Ahn HW, Park YG, Kim SH, Chung KR, Cho IS et al. Effects of predrilling on the osseointegration potential of mini-implants. Angle Orthod 2012;82:1008-1013.

25. Roe SC, Pijanowski GJ, Johnson AL. Biomechanical properties of canine cortical bone allografts: effects of preparation and storage. Am J Vet Res 1988;49:873-877.

26. Simonian PT, Conrad EU, Chapman JR, Harrington RM, Chansky HA. Effect of sterilization and storage treatments on screw pullout strength in human allograft bone. Clin Orthop Relat Res 1994:290-296.

27. . Barros SE, Janson G, Chiqueto K, Garib DG, Janson M. Effect of mini-implant diameter on fracture risk and self-drilling efficacy. Am J Orthod Dentofacial Orthop 2011;140:e181-192.

28. Mattos CT, Ruellas AC, Elias CN. Is it Possible to Re-use Mini-implants for Orthodontic Anchorage? Results of an In Vitro Study. Materials Research 2010;13:521-525.

29. Artun J, Bergland S. Clinical trials with crystal growth conditioning as an alternative to acid-etch enamel pretreatment. Am J Orthod. 1984 Apr;85(4):333-40.

30. Ribeiro ALR, Caram Junior, Cardoso, FF, Fernandes Filho RB, Vaz LG. Mechanical, physical, and chemical characterization of Ti–35Nb–5Zr and Ti–35Nb–10Zr casting alloys. J Mater Sci: Mater Med (2009) 20:1629–1636.

31. Wilmes B, Panayotidis A, Drescher D. Fracture resistance of orthodontic mini-implants: a biomechanical in vitro study. Eur J Orthod 2011;33:396-401.

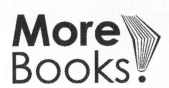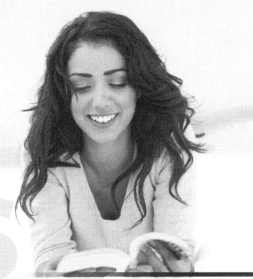

I want morebooks!

Buy your books fast and straightforward online - at one of the world's fastest growing online book stores! Environmentally sound due to Print-on-Demand technologies.

Buy your books online at
www.get-morebooks.com

Compre os seus livros mais rápido e diretamente na internet, em uma das livrarias on-line com o maior crescimento no mundo! Produção que protege o meio ambiente através das tecnologias de impressão sob demanda.

Compre os seus livros on-line em
www.morebooks.es

SIA OmniScriptum Publishing
Brivibas gatve 1 97
LV-103 9 Riga, Latvia
Telefax: +371 68620455

info@omniscriptum.com
www.omniscriptum.com

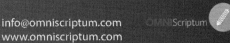

Druck:
Canon Deutschland Business Services GmbH
im Auftrag der KNV-Gruppe
Ferdinand-Jühlke-Str. 7
99095 Erfurt